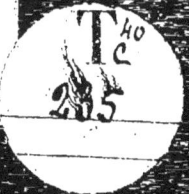

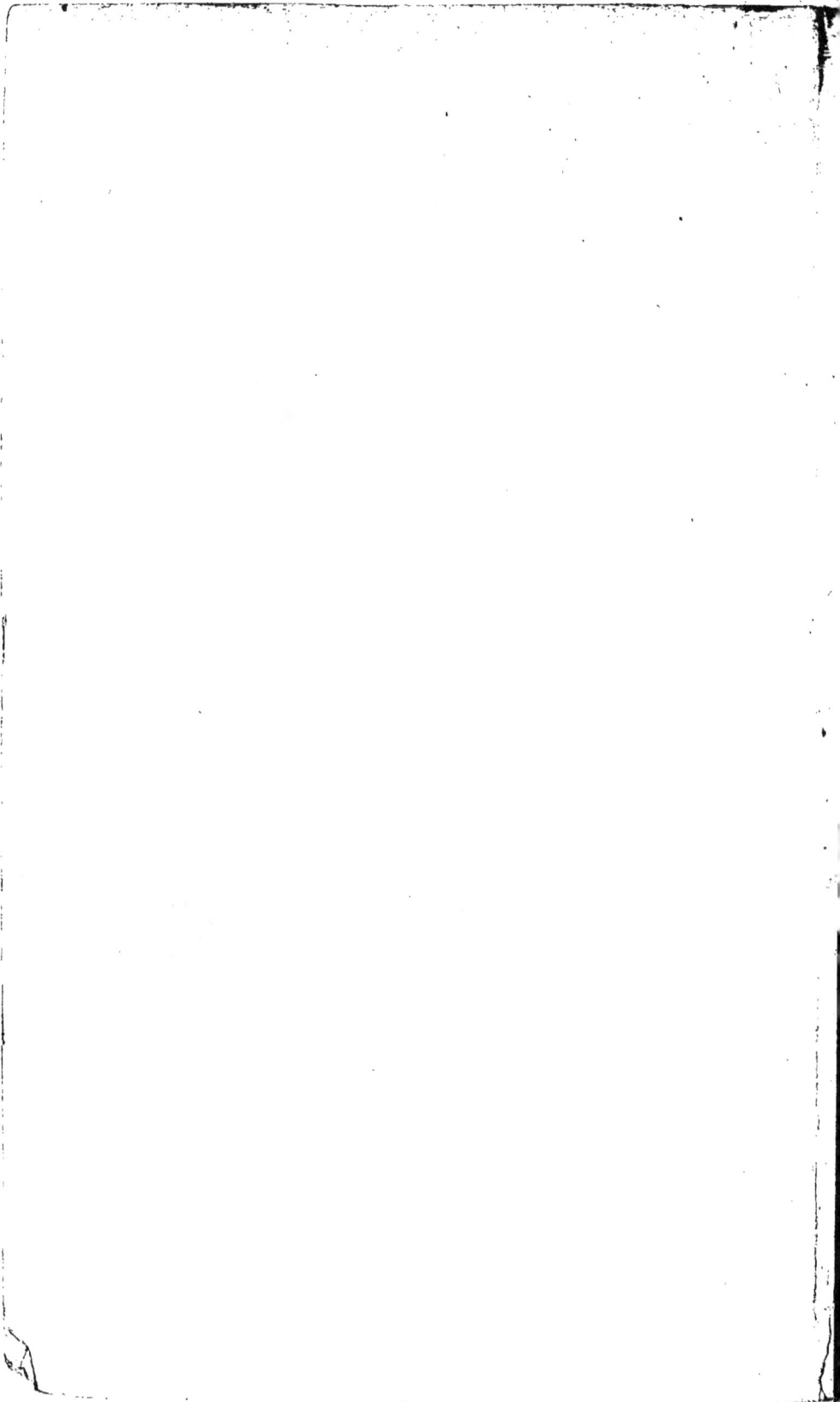

HYGIÈNE PUBLIQUE

Applications de la Loi de 1902

DISTRIBUTIONS D'EAU

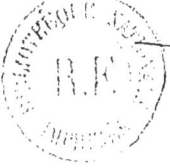

« L'eau est nécessaire à tous les
« besoins de la vie ; c'est une
« œuvre éminemment philanthro-
« pique que de la mettre à la
« portée de tous, et particulière-
« ment des ouvriers et des pau-
« vres. »

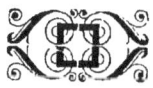

MORTAIN

Imprimerie *MATHIEU*, *Grande-Rue et rue du Bassin*

—

1903

HYGIÈNE PUBLIQUE

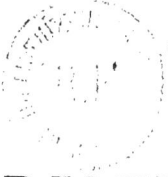

Applications de la Loi de 1902

DISTRIBUTIONS D'EAU

« L'eau est nécessaire à tous les
« besoins de la vie ; c'est une
« œuvre éminemment philanthro-
« pique que de la mettre à la
« portée de tous, et particulière-
« ment des ouvriers et des pau-
« vres. »

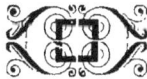

MORTAIN

Imprimerie MATHIEU. Grande-Rue et rue du Bassin

1903

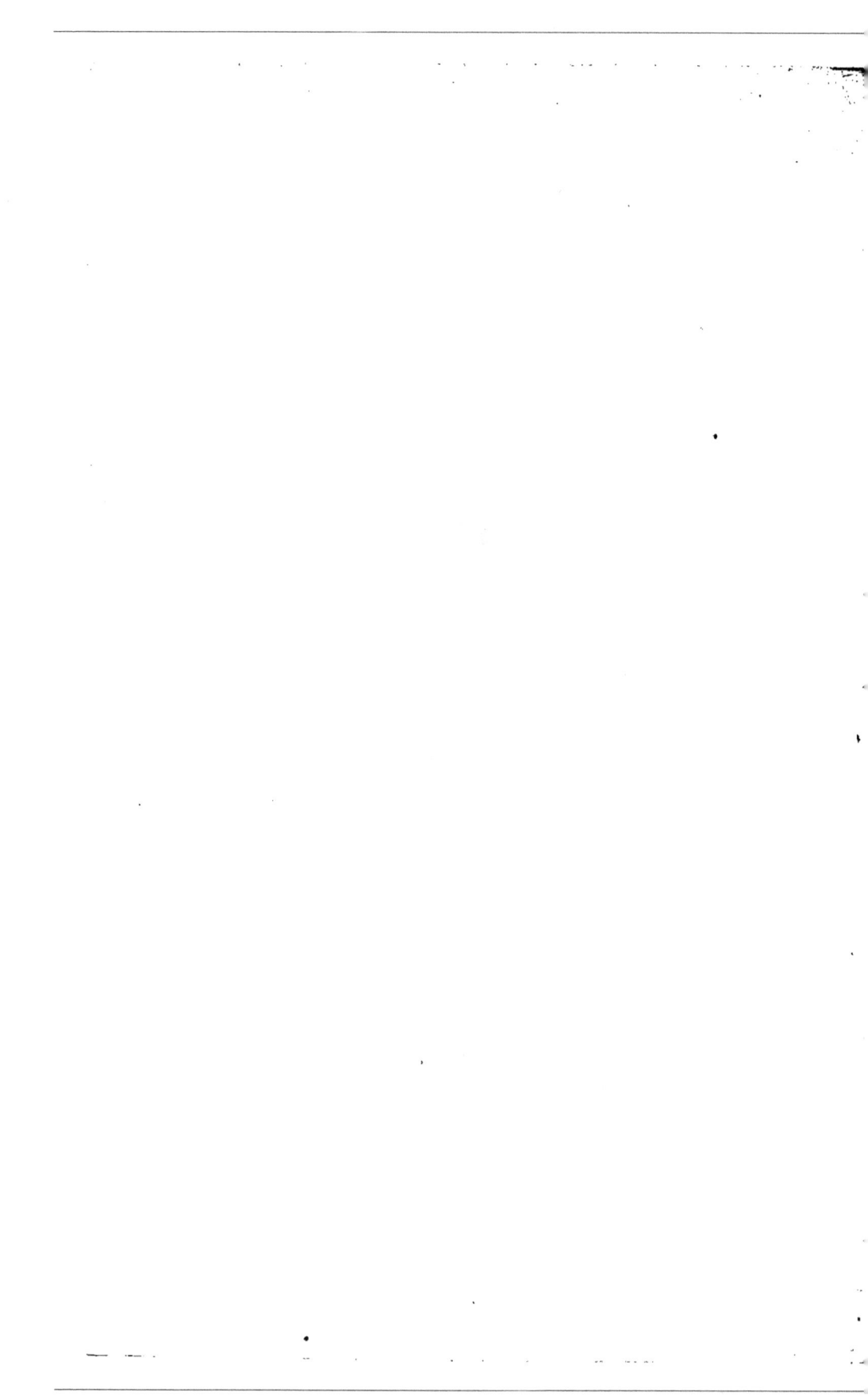

HYGIÈNE PUBLIQUE

DISTRIBUTIONS D'EAU

Lorsque les hommes sont répartis par de petits groupes sur de vastes espaces, la nature leur fournit presque toujours à profusion tous les éléments nécessaires à la santé : l'air qu'ils respirent est pur, l'eau qu'ils boivent ne contient point de substances malfaisantes, le sol qu'ils foulent se charge de transformer rapidement les matières organiques putrescibles dont les eaux courantes ne l'ont pas débarrassé.

Mais à mesure que les groupes deviennent plus considérables et plus compacts, que la surface occupée par chacun d'eux augmente, que sur une même étendue de terrain se trouvent réunis un plus grand nombre d'êtres humains, des causes de plus en plus graves d'insalubrité apparaissent en face desquelles la nature ne tarde pas à se montrer impuissante.

Il faut alors lui venir en aide par des moyens d'autant plus perfectionnés et plus complexes que les agglomérations sont plus denses et plus étendues. De là une sorte de vie artificielle qui est la condition d'existence des habitants des villes et bourgs en général.

La viciation de l'air provient surtout de la combustion de matières solides ou gazeuses dans un nombre relativement considérable de foyers de chaleur et de lumière, de la fermentation des détritus animaux ou végétaux dans les cours, jardins, marchés, ou dans les ruisseaux des voies vicinales ou rurales, émanations désagréables ou malsaines des fosses d'aisances ou fosses à fumier ; s'il n'était pas pris de précautions spéciales, le dépôt sur le sol des rues ou chemins de matières organiques et de résidus de toutes espèces, ne tarderait pas à donner naissance à d'épaisses couches de boue en putréfaction où le miscroscope relèverait la présence d'un grand nombre d'organismes divers désignés sous le nom général de microbes.

L'état actuel de la science ne permet pas encore d'affirmer que toute maladie a son microbe.

Mais de nombreux faits, que cette hypothèse nouvelle est venue expliquer, la rendent certainement très vraisemblable sinon pour toutes les maladies, du moins pour beaucoup d'entre elles.

On entrevoit dès lors les dangers auxquels les habitants des villes, bourgs et villages se trouvent constamment exposés et l'on conçoit l'importance que prennent toutes les questions de salubrité urbaine et rurale, les bienfaits immenses qui peuvent résulter des progrès que leur étude permet de réaliser.

Pour le pauvre, le santé est un capital précieux, sa fortune entière, et il ne saurait trop prendre de précautions dans le but de la conserver intacte. Et comme tous les habitants des villes et agglomérations sont nécessairement solidaires, exposés aux mêmes dangers, il n'en est point qui puissent se désintéresser des conditions générales de la salubrité, quels que soient les avantages spéciaux que leur situation particulière puisse leur procurer. Tous ont intérêt à concourir à l'amélioration de la santé publique, à la diminution de la mortalité générale. Et s'il est un devoir qui s'impose avant tout aux autorités chargées de la direction des affaires publiques, c'est celui de veiller constamment à l'observation des lois de l'hygiène et de faire respecter partout et toujours les règles de la salubrité.

En bien des villes, la mortalité a diminué de 5, 10, 20 et 30 0/0 par suite des mesures prises depuis 25 ans.

Il n'y a donc pas à hésiter : partout où il y a agglomération, il faut l'hygiène.

L'hygiène des agglomérations se réduit à un petit nombre de principes généraux :

1° L'air nécessaire à la respiration doit être maintenu aussi pur que possible ;

2° L'eau doit être, d'une part, répandue à profusion afin de faciliter tous les soins de propreté si nécessaires pour la conservation de la santé ; d'autre part, elle doit être choisie, celle du moins qui est consacrée à la boisson et aux usages domestiques, avec un soin extrême et protégée efficacement contre toute cause d'altération ;

3° Le sol doit être défendu par tous les moyens contre la contamination progressive dont il est menacé ;

4° Des précautions doivent être prises pour entraîner rapidement au loin les matières putrescibles, de manière à assainir la maison, la rue et l'atmosphère.

Dans l'arrondissement de Mortain, le premier de ces principes trouve sa garantie à peu près dans tous les bourgs, villages et villes ; les soulèvements géologiques du sol ont déterminé des vallons formant courant d'air entr'eux ; de plus, les plantations considérables utilisent, pour leur respiration et leur nutrition propres, les éléments que rejettent tous les êtres se rattachant au règne animal.

Le second principe n'a reçu d'application moderne qu'à Sourdeval et Saint-Hilaire-du-Harcouët, où a été installé sous notre direction un service complet d'adduction et de distribution d'eaux.

Les autres localités principales de l'arrondissement ne présentent qu'un service à peu près nul ou incomplet.

A Mortain, il existe de l'eau en abondance, mais elle est canalisée très imparfaitement. Nous y étudions un projet d'adduction et de canalisation.

Au Teilleul, à Saint-Pois, à Barenton, à Juvigny, à Ger, à Saint-Cyr-du-Bailleul et autres communes, l'approvisionnement d'eau a lieu avec puits et pompes d'une façon insuffisante, et, dans les années sèches, il y a telle pénurie, que les habitants sont dans l'obligation de restreindre avec parcimonie les besoins d'alimentation et, à plus forte raison, ceux des usages domestiques. Aussi que de réflexions viennent assaillir les populations de ces agglomérations en période de sécheresse, à l'éventualité d'une maladie épidémique ou d'un incendie.

Dans ces moments critiques, on est pris d'un beau zèle, on agite la question de recherches de sources, on discute les points à étudier et les voies et moyens pour couvrir les dépenses. Pendant ce temps, la pluie bienfaisante vient à tomber, les sources repartent, les puits se remplissent et l'on remet à une autre année les beaux projets, et l'on se trouve dans la situation primordiale.

Les 3° et 4° principes sont entièrement méconnus dans l'arrondissement de Mortain.

Cette situation n'est pas spéciale à notre région. beaucoup de localités sont dans le même cas, aussi depuis de longues années la nécessité de remanier la législation sanitaire de la France a été reconnue et proclamée de toutes parts.

La loi du 15 septembre 1790 posait le principe que les habitants devaient jouir notamment de la propreté et de la salubrité.

Le § 15 de l'article 471 du Code pénal était venu sanctionner les obligations de cette loi.

La loi de 1807 avait décidé que les travaux de salubrité qui intéressent les villes et communes seraient ordonnés par le gouvernement et les dépenses supportées par les communes intéressées.

Les lois de mars 1822 et 1850 intervinrent aussi en faveur de l'hygiène, sous la pression de l'opinion émue par les épidémies venues de l'étranger.

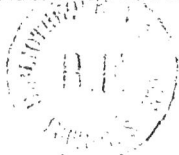

Une nouvelle loi sur la santé publique était récla-
mée depuis 1880 et, après formation de diverses commissions et plusieurs propositions à la Chambre et au
Sénat, la loi sur la protection de la santé publique a
été enfin promulguée le 19 février 1902, exécutoire le
19 février 1903.

L'article 20 de cette loi est ainsi conçu :

« Dans chaque département, le Conseil Général,
» après avis du Conseil d'hygiène départemental,
» délibère dans les conditions prévues par l'article 48,
» paragraphe 5, de la loi du 10 août 1871 sur l'organi-
» sation du service de l'hygiène publique dans le
» département, notamment sur la division du départe-
» ment en circonscriptions sanitaires et pourvues cha-
» cune d'une Commission sanitaire.................

Chaque Commission sanitaire de circonscription
sera composée de cinq membres au moins et de sept
au plus pris dans la circonscription. Elle comprendra
nécessairement un conseiller général élu par ses collègues, un médecin, un architecte ou tout autre homme
de l'art et un vétérinaire.

Le Sous-Préfet présidera la Commission, qui
nommera dans son sein, pour deux ans, un vice-président et un secrétaire chargé de rédiger les délibérations
de la Commission.

Les Membres du Conseil d'hygiène et ceux des
Commissions sanitaires, à l'exception des Conseillers
généraux qui sont élus par leurs collègues, sont nom-
més par le Préfet pour quatre ans et renouvelés par
moitié tous les deux ans.

En vertu de cet article, deux Commissions sanitaires. Mortain et Saint-Hilaire, ont été composées ainsi qu'il suit :

Commission des cantons de Mortain, Sourdeval Barenton, Saint-Pois et Juvigny

MM. BORROMÉE. Sous-Préfet, Président.
GROSSIN, Conseiller général, Vice-Président.
DUFOUR. Médecin, Secrétaire.
BUISSON, ancien Pharmacien. Membre.
ENGUEHARD, Architecte, Membre.
PINSON. Vétérinaire, Membre.

Commission des cantons de Saint-Hilaire Le Teilleul et Isigny

MM. BORROMÉE. Sous-Préfet, Président.
DUPONT, Conseiller général, Vice-Président.
HAMON, Médecin, Secrétaire.
VILLE, Pharmacien. Membre.
PAYSANT. Conducteur des Ponts et Chaussées. Membre.
PINSON. Vétérinaire. Membre.

L'article 21 de la même loi est ainsi conçu :

« Les Conseils d'hygiène départementaux et les Commissions sanitaires doivent être consultés sur les objets énumérés à l'article 9 du décret du 18 décembre 1848, sur l'alimentation en eau potable des agglomérations. sur la statistique démographique et la géographie vicinale. sur les règlements sanitaires communaux et généralement sur toutes les questions intéressant la santé publique dans les limites de leurs circonscriptions respectives ».

Ces articles 20 et 21, combinés avec l'article 10 relatif à la captation des eaux potables, mettent les communes dans une situation très favorable pour améliorer leur état sanitaire ; mais on a voulu donner encore plus de facilité aux communes pour propager les éléments d'hygiène et l'Etat a décidé d'opérer des prélèvements sur les fonds provenant du Pari Mutuel pour aider les communes pauvres dans les travaux de canalisation d'eau.

Beaucoup de municipalités ont reculé jusqu'ici devant les lenteurs administratives et les formalités compliquées de l'expropriation.

L'article 10 de la loi de 1902 est venu mettre un terme à ces longueurs, en disposant que :

« L'acquisition de tout ou partie d'une source
» d'eau potable par la commune dans laquelle elle est
» située peut être déclarée d'utilité publique par
» arrêté préfectoral, quand le débit à acquérir ne
» dépasse pas deux litres à la seconde ».

Cet arrêté est pris sur la demande du Conseil municipal et l'avis du Conseil d'hygiène du département. Il doit être procédé à l'enquête prévue par l'ordonnance du 23 août 1835. L'indemnité d'acquisition est réglée dans les formes prescrites par l'article 16 de la loi du 21 mai 1836.

Il suffira donc d'un arrêté de M. le Préfet de la Manche pour acquérir une source débitant deux litres à la seconde, soit 172.800 litres en vingt-quatre heures, quantité suffisante pour alimenter chaque jour une population agglomérée de 17 à 1800 habitants.

De plus, si l'indemnité ne peut se régler à l'amiable, elle le sera par un Jury composé seulement de quatre jurés, comme pour les chemins vicinaux.

Quant aux frais qu'entraîneraient les travaux, ils sont moins importants qu'on ne le pense à première vue.

Car les dépenses restant à la charge des communes, après obtention des subventions de l'Etat, peuvent être couvertes à l'aide d'un emprunt payé par le montant des abonnements consentis aux propriétaires désirant l'eau dans leur habitation.

Dans la plupart des cas, les tranchées pour tuyaux peuvent être pratiquées le long des chemins vicinaux ou ruraux, pour éviter des indemnités de servitudes.

D'autre part, pour les petites agglomérations, le diamètre des tuyaux n'est pas important et le prix du mètre courant de travaux de tranchées et tuyaux est peu élevé.

Dans ces conditions si simples, il n'est pas une commune de l'arrondissement qui ne doive s'intéresser à la loi de 1902 sur la protection de la santé publique.

A. ENGUEHARD

Ingénieur civil, Architecte, Membre de la Commission sanitaire de l'Arrondissement

Se tient à la disposition des Municipalités pour tous Renseignements

Mortain. — Imp. MATHIEU. — 1903

76

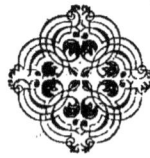

www.ingramcontent.com/pod-product-compliance
Lightning Source LLC
Chambersburg PA
CBHW050446210326
41520CB00019B/6097